Olfa Hammami
Asma Jelassi

Exacerbações graves da asma em crianças

Olfa Hammami
Asma Jelassi

Exacerbações graves da asma em crianças

Gestão

ScienciaScripts

Cover image: www.ingimage.com

This book is a translation from the original published under ISBN 978-620-6-71807-9.

Publisher:
Sciencia Scripts
is a trademark of
Dodo Books Indian Ocean Ltd. and OmniScriptum S.R.L publishing group

120 High Road, East Finchley, London, N2 9ED, United Kingdom
Str. Armeneasca 28/1, office 1, Chisinau MD-2012, Republic of Moldova, Europe
Printed at: see last page
ISBN: 978-620-8-18870-2

ÍNDICE DE CONTEÚDOS

Introdução

A asma é uma das doenças crónicas mais comuns nas crianças e representa atualmente um importante desafio de saúde pública a nível mundial. A asma afecta 300 milhões de pessoas em todo o mundo, incluindo 30 milhões na Europa [1]. Os resumos mais recentes dos dados epidemiológicos sobre a asma em França referem uma prevalência cumulativa de asma superior a 10% nas crianças com mais de dez anos, enquanto a prevalência atual de asma nos adultos é de 6 a 7% [2]. A prevalência da asma não parece estar a diminuir em França. De facto, em alguns países, nos últimos anos, não se observou qualquer redução nas taxas de hospitalização em crianças [3]. Para as crianças com menos de 15 anos, a prevalência da asma era de 13%, de acordo com um inquérito nacional realizado na Tunísia em 1985 [4].

A prevalência da asma afecta atualmente 10% das crianças na Tunísia [4]. Embora se observem semelhanças entre a asma do adulto e a asma infantil, a população pediátrica tem caraterísticas específicas, nomeadamente no que diz respeito às exacerbações.

Uma exacerbação é definida como a persistência de sintomas respiratórios que duram mais de 24 horas, independentemente do facto de o início ser gradual ou súbito, e que exigem uma mudança no tratamento [2].

Uma exacerbação grave da asma (SEA) caracteriza-se por uma deterioração do estado de saúde habitual do doente, bem como por uma falta de resposta a um tratamento médico bem conduzido, que pode ser fatal e requer tratamento urgente.

Em França, a mortalidade associada às exacerbações da asma é relativamente baixa [2]. No Brasil, a incidência de mortalidade foi de 0,21 por 100.000 pessoas com asma em 2014 [5]. No México, a taxa de mortalidade foi de 0,36% [5]. Até à data, os dados sobre a mortalidade entre as crianças com asma na Tunísia são limitados.

Por conseguinte, é vital identificar as crianças em risco de sofrer uma exacerbação grave da asma. O tratamento precoce destes casos é crucial para evitar o recurso à ventilação mecânica e melhorar o prognóstico global da doença.

Realizámos um estudo retrospetivo, longitudinal e descritivo no serviço de pediatria do Hospital Universitário de Bizerte.

Este estudo incluiu todas as crianças com idade inferior a 15 anos hospitalizadas por exacerbações graves de asma durante um período de 1 ano e 6 meses, de 1 de janeiro de 2022 a 30 de junho de 2023.

O objetivo do nosso estudo foi investigar as caraterísticas clínicas, para-clínicas, terapêuticas e progressivas dos doentes internados por AEE numa enfermaria geral de pediatria.

Métodos

1. O tipo de estudo :

Trata-se de um estudo retrospetivo, longitudinal e descritivo realizado no âmbito do departamento de pediatria do Hospital Universitário de Bizerte.

Este estudo incluiu todas as crianças com menos de 15 anos de idade hospitalizadas por exacerbações graves de asma durante um período de 1 ano e 6 meses, de 1 de janeiro de 2022 a 30 de junho de 2023.

2. Os doentes

2-1- Critérios de inclusão :

Foram incluídas crianças com menos de 15 anos de idade, com ou sem asma conhecida, e que tinham apresentado uma exacerbação grave da asma (SEA) no departamento de pediatria do Hospital Universitário de Bizerte.

2-2- Critérios de não-inclusão :

Os doentes hospitalizados por dificuldade respiratória com um diagnóstico diferente de exacerbação grave da asma (SEA) não foram incluídos.

2-3- Critérios de exclusão :

Foram excluídas as exacerbações de asma ligeiras a moderadas.

3. Definições :

- Uma exacerbação é definida como a persistência de sintomas respiratórios que duram mais de 24 horas, independentemente do facto de o início ser gradual ou súbito, e que exigem uma mudança no tratamento [2].
- Uma exacerbação grave da asma (SEA) é definida como uma alteração do estado de saúde habitual do doente, que também não responde a um tratamento médico bem

gerido, que põe a vida em risco e requer tratamento urgente [2].

- A dificuldade respiratória grave foi definida como polipneia significativa acompanhada de sinais claros de luta respiratória, com ou sem hipoxia (saturação de oxigénio no pulso (SpO2) ≤ 94% em ar ambiente) [6].

4. Métodos :

Os dados foram recolhidos dos registos hospitalares e as crianças foram selecionadas durante o período do estudo.

4-1- Recolha de dados :

Foi preenchido um formulário pré-estabelecido para todas as crianças com asma. Os dados recolhidos incluíam (Anexo 1):

- Caraterísticas sócio-demográficas: idade, sexo, co-morbilidade, idade, origem urbana ou rural, história familiar de atopia.

- A progressão da asma.

- A atual fase da AEE envolve :

o Factores desencadeantes.

o Sinais clínicos respiratórios: frequência respiratória, saturação de O2 SpO2, relação SpO2/FiO2,

o Dados gasométricos, sinais neurológicos e sinais cardiovasculares.

- O tratamento inclui técnicas de assistência respiratória, a administração de broncodilatadores de ação curta (SADBs) e a via utilizada, a utilização de corticosteróides e a administração de sulfato de magnésio.

- Evolução:

o Duração do tratamento hospitalar (dias).

o A duração da oxigenoterapia.

o Complicações ventilatórias (atelectasia, derrame de gás intra-torácico),

o Superinfeção bacteriana ou viral,

o Infecções associadas aos cuidados de saúde.

- A taxa de mortalidade.

4-2- Métodos de avaliação :

De acordo com os critérios definidos pela GINA 2021, foi avaliado o nível de controlo da asma (Anexo 2) [1], bem como o nível de tratamento anterior (Anexo 3) [1].

5. Pesquisa bibliográfica :

Para efetuar a nossa pesquisa bibliográfica, consultámos os seguintes motores de busca: Pubmed - Science direct.

As referências foram introduzidas e organizadas utilizando o software ZOTERO.

Palavras chave: "Criança", "crise de asma", "exacerbação da doença", "assumir o controlo".

6. Considerações éticas :

Declaramos que não existe qualquer conflito de interesses neste trabalho.

As fichas de dados dos doentes foram mantidas anónimas.

Resultados

1- O impacto :

Durante o período do estudo, 3751 crianças foram hospitalizadas na ala pediátrica. no Hospital Universitário de Bizerte.

Trinta doentes foram admitidos para efeitos de AEE, o que representa 0,7% do total da população hospitalizada.

A incidência foi de 0,7 novos casos de AEE/100 hospitalizações na ala pediátrica.

2- Caraterísticas sócio-demográficas :

2-1- Idade :

A idade média dos doentes era de 47±30 meses, com extremos que variavam entre 10,8 e 132 meses.

O grupo etário >3 anos é o mais representado na nossa série (n=18): 13 doentes com idades compreendidas entre os 3 e os 6 anos e cinco doentes com mais de 6 anos.

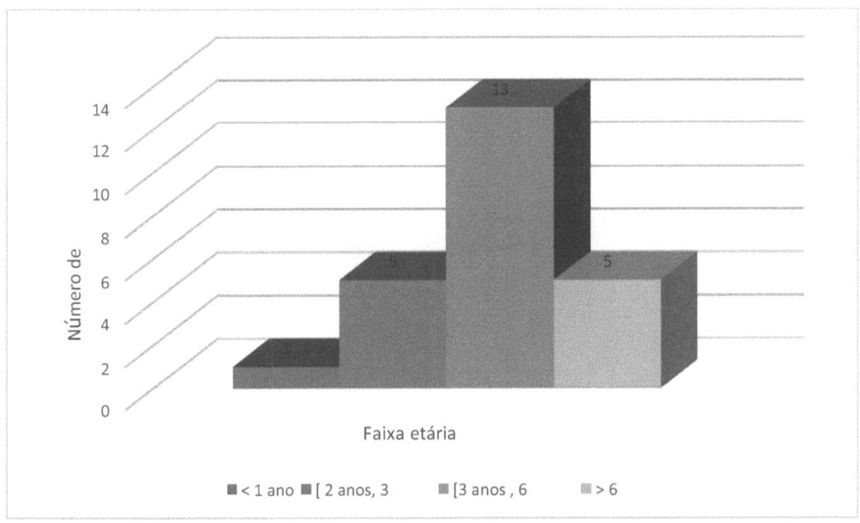

Figura 1: Distribuição dos doentes hospitalizados por idade.

2-2- Sexo :

A população do estudo era constituída por 15 rapazes (50%) e 15 raparigas (50%). A proporção entre os géneros (M/F) foi de 1.

2-3- O mês de hospitalização :

Durante o mês de abril, a taxa de admissão de doentes hospitalizados por exacerbações graves de asma, com um pico de 20%.

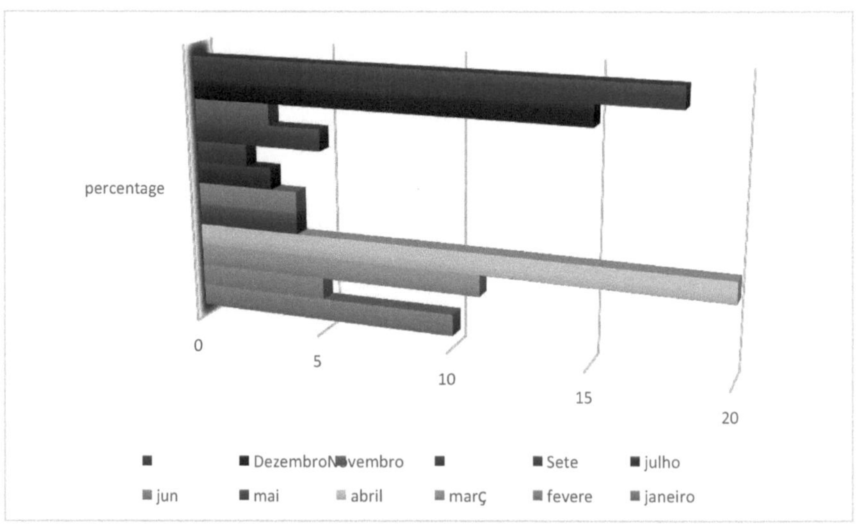

Figura 2: Distribuição dos doentes por mês de admissão.

2-4- Comorbilidades e antecedentes de hospitalização :

Treze dos nossos doentes (43%) tinham manifestações alérgicas concomitantes (2 casos de dermatite atópica, 7 casos de rinite alérgica e 4 casos de conjuntivite alérgica), oito doentes (26%) tinham anemia por deficiência de ferro e um doente (3%) tinha excesso de peso.

Dezoito doentes (60%) tinham sido hospitalizados pela primeira vez. Os outros doze doentes (40%) tinham sido hospitalizados anteriormente: dez por bronquiolite aguda e dois por outros motivos (urticária, intoxicação).

2-5-Ambiente :

O tabagismo passivo foi observado em 20 crianças (66%). No entanto, a presença de animais de estimação foi registada em 9 doentes (30%). Vinte e três doentes (76%) estavam expostos à humidade. Relativamente ao habitat, foi referido um ambiente rural em 4 doentes (13%).

3- O desenvolvimento da asma :

3-1- Atopia :

3-1-1- Atopia familiar :

Foi detectada atopia familiar do lado dos pais em 14 casos (46%): dez casos estavam associados a asma alérgica e quatro a rinite alérgica.

Nove dos nossos doentes tinham antecedentes de asma nos seus irmãos.

3-1-2- Atopia pessoal :

A história revelou sintomas alérgicos associados à asma em 13 casos (43%): dermatite atópica em 2 casos, rinite alérgica em 7 casos e conjuntivite alérgica em 4 casos.

3-2- Idade do diagnóstico de asma :

Vinte doentes (66%) foram diagnosticados na altura da AEE, com uma idade média de 47 ± 30 meses (10-132 meses). Dez doentes (33%) foram rotulados como asmáticos com uma idade média de 11 ±13 meses, variando entre 1-48 meses.

3-3- Tratamento da asma :

3-3-1- Acompanhamento médico :

- **O médico assistente :**

Quatro dos nossos doentes foram seguidos por um pediatra em clínica privada, quatro por um pediatra hospitalar e dois por um respirologista de adultos em clínica privada.

- **A estrutura sanitária de acompanhamento :**

Um terço dos doentes com asma conhecida estava a fazer terapêutica modificadora da doença com acompanhamento regular. Quarenta por cento eram seguidos por um médico independente, 30% num hospital universitário e 30% numa unidade de saúde.

3-3-2- Tratamento recebido e cumprimento :

As dez crianças que se sabe terem asma estavam a fazer tratamento de fundo e estavam distribuídas da seguinte forma:

✓ 45% estavam a tomar broncodilatadores de ação curta a pedido
(Nível 1).

✓ 55% estavam a tomar corticosteróides inalados e broncodilatadores em doses baixas
de curta duração a pedido (nível 2).

Nove destes doentes (90%) tinham um controlo parcial da asma com fraca adesão, incluindo dois (20%) que não utilizavam a câmara de inalação.

3-4- Nível de controlo da asma :

3-4-1- História de AEE e hospitalizações anteriores :

Seis doentes (60%) tinham sido previamente hospitalizados devido a uma exacerbação da asma. Destes, cinco doentes (83%) tinham sido internados nos 4 meses anteriores ao início da exacerbação grave da asma.

3-4-2- Classificação de acordo com o nível de controlo da asma :

Das 10 crianças que receberam tratamento de fundo para a asma, 8 tinham asma não controlada e 2 tinham asma parcialmente controlada nas 4 semanas anteriores.

Quatro dos nossos doentes (13%) não frequentavam a escola e nove (30%) praticavam regularmente desporto.

4- Factores desencadeantes e tratamento das exacerbações graves da asma :

4-1- Factores de desencadeamento :

Os factores de desencadeamento encontrados estão discriminados na Figura 3, sendo os mais comuns

infeção viral, seguida da poluição:

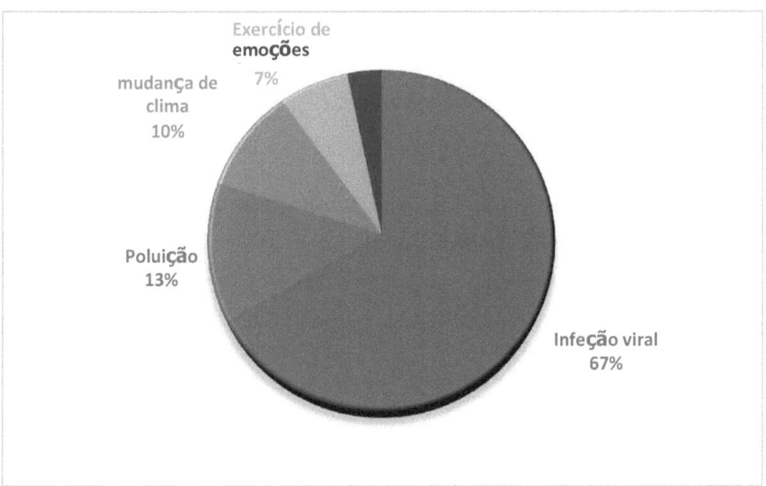

Figura 3: Factores desencadeantes da AEE nos nossos doentes

4-2- Tratamento recebido no domicílio :

Onze doentes (36%) utilizaram broncodilatadores inalados de ação curta. Dez doentes (33%) receberam uma dose de corticosteroide oral de 1 mg/kg.

4-3- Internamento hospitalar :

A média de permanência hospitalar foi de 13 ± 11 horas. O tempo mínimo de internamento foi de 1 hora e o máximo de 49 horas.

5- Sinais clínicos :

5-1- Índice de Massa Corporal (IMC) :

Nos nossos doentes, o índice de massa corporal médio foi de 18±2 kg/m2, com valores que variaram entre 14 e 26. ème Três dos nossos doentes eram obesos, com um IMC superior ao percentil 97.

5-2- Temperatura :

A febre foi registada em 17 doentes (56%).
na admissão era de 37±0,8 (35,5-39,4).

5-3- Sinais respiratórios :

A frequência respiratória média foi de 52 ±10 ciclos/minuto, com extremos entre 40 e 78. Sessenta por cento das crianças apresentavam sinais de luta intensa, 20% estavam na fase de exaustão e outras 20% tinham sinais moderados de luta. Dezassete crianças estavam cianóticas e cobertas de suor (56%).

A saturação média de oxigénio (SpO2) foi de aproximadamente 91±2% (82-95) no ar.
ambiente.

Dez doentes apresentavam ortopneia (33%) e catorze doentes (46%) apresentavam discurso arrastado. Foi observado enfisema subcutâneo em 3 doentes (10%).

Na ausculta pulmonar, observamos sibilância em 29 casos (96%) e silêncio auscultatório em 1 caso (3%).

5-4- Sinais cardiovasculares :

A frequência cardíaca média foi de 170 ± 24 batimentos por minuto, variando de 104 a 212. Quatro dos nossos pacientes apresentaram choque na admissão.

5-5- Sinais neurológicos :

A consciência foi preservada na maioria dos casos (70%). As perturbações neurológicas estavam presentes em nove doentes (30%), com agitação em seis casos

(20%) e confusão em três casos (10%), com uma GCS entre 13 e 14/15.

5-6- Estado de hidratação :

Dois bebés apresentavam sinais de desidratação ligeira.

6- Testes adicionais :

6-1- Gasometria inicial :

Todos os doentes efectuaram medições de gases, o pH médio foi de 7,3 (7,2-7,4). A PaO2 média foi de 82 ±5 mm Hg (70-90). A PaCO2 média foi de 36 ±8 mmHg (22-52). A capnia excedeu 45 mmHg em 6 crianças (20%) e foi inferior a 35 mmHg em 15 crianças (50%).

Cinco dos nossos doentes apresentavam acidose respiratória (16%), alcalose respiratória em 10 doentes (33%) e acidose metabólica em dois doentes.

6-2- Avaliação inflamatória :

- **Hemograma :**

A hemoglobina média foi de 11 ±1 g/dl, variando entre 10 e 13 g/dl. A contagem de glóbulos brancos acima de 15000/mm3 foi registada em 13 crianças (43%). A contagem média de eosinófilos foi de 661 ±174, variando de 400 a 1200. Não se registaram casos de trombocitopenia.

- **Proteína C-reactiva (PCR) :**

O nível médio de PCR nos doentes com suspeita de superinfeção brônquica foi de 46 ±95 mg/l, variando entre 2 e 500 mg/l. A PCR superior a 50 mg/l foi observada em 5 doentes.

6-3- Ionograma sanguíneo :

Foi observada hipocaliémia em 2 casos (6%) e hiponatrémia em 3 casos (10%).

6-4- Testes microbiológicos :

Dois doentes tinham hemoculturas positivas. O germe isolado foi o Streptococcus pneumoniae multissensível.

6-5- Radiografia do tórax :

Todos os doentes apresentavam distensão pulmonar bilateral. Esta estava associada a atelectasia em 6 casos (20%), pneumomediastino em 4 casos (13%), foco alveolar em 8 casos (26%) e pneumotórax em 1 caso (3%) (figura 4).

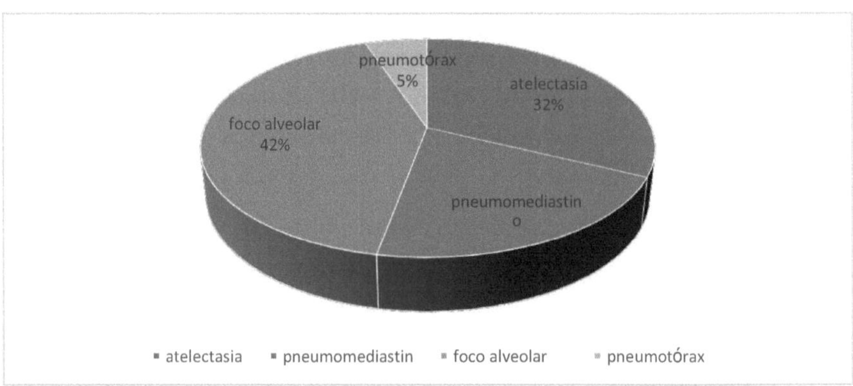

Figura 4: Achados radiológicos nos nossos doentes, para além da distensão torácica

7- Tratamento terapêutico :

7-1- Broncodilatadores de ação curta :

- Nebulizações de terbutalina :

Os doentes receberam nebulizações de terbutalina numa dose de 0,15mg/kg/nebulização de 15 em 15 ou de 20 em 20 minutos durante a primeira hora e depois de 4 em 4 horas.

- Nebulizações com brometo de ipratrópio (Atrovent) :

Vinte e sete doentes (90%) receberam nebulizações de anticolinérgicos inalados, de forma descontínua em todos os doentes. A dose utilizada foi de 0,25mg/nebulização/8h.

7-2- Corticosteróides :

Todos os nossos doentes receberam corticosteróides por via intravenosa. A metilprednisolona (Solumedrol) foi o fármaco de eleição, com uma dose em bolus de 2mg/kg, seguida de 2mg/kg/dia dividida em 4 doses.

7-3- Sulfato de magnésio :

O sulfato de magnésio foi administrado em 70% dos casos (21 doentes). A dose utilizada foi de 50mg/kg durante 20 minutos. O tempo médio de administração do sulfato de magnésio foi de 1 hora, variando de 0 a 2 horas. Foi utilizada uma segunda dose em dez doentes.

7-4- Assistência ventilatória :

- **Oxigenoterapia convencional :**

Vinte e cinco doentes (83%) receberam oxigenoterapia com cânula nasal única ou máscara única.

- **Ventilação não invasiva (VNI) :**

A oxigenoterapia de alto débito (OAF) foi utilizada em 5 doentes (16%) com um débito médio de 18 ± 5 litros por minuto, variando entre 7 e 35 litros por minuto. Para cada doente, a taxa de fluxo correspondeu a 2-3 l/kg/min. A duração média da DHO foi de 38 ±35 horas, variando de 1 a 190 horas.

- **Ventilação mecânica :**

Nenhum dos nossos doentes utilizou esta técnica.

7-5- Suporte hemodinâmico :

Foi necessário suporte hemodinâmico em quatro doentes. Dois doentes necessitaram de enchimento vascular e apenas dois necessitaram de fármacos vasoactivos. Os fármacos utilizados foram: Noradrenalina para os 2 pacientes, em combinação com adrenalina para 1 deles.

A duração média da manutenção do medicamento foi de 41 horas, variando de 29 a 48 horas.

7-6- Tratamento com antibióticos :

Dezanove doentes (63%) receberam terapêutica antibiótica. A ampicilina, a cefotaxima e os macrólidos foram os fármacos utilizados no nosso estudo.

O quadro I mostra a distribuição dos doentes hospitalizados por exacerbação grave asma, consoante o tratamento antibiótico prescrito.

Tabela I: Distribuição dos pacientes de acordo com o tratamento antibiótico prescrito

Antibióticos	Número	Percentagem
Ampicilina	12	40%
Cefotaxima	3	10%
Ampicilina+macrólidos	2	6%
Cefotaxima + macrólidos	2	6%

A bacteriémia só foi comprovada por duas hemoculturas. O germe era Streptococcus pneumoniae multissensível.

8- Tendências a curto prazo :

O tempo médio de internação foi de 4 ± 1 dias, variando de 2 a 6 dias. Vinte e quatro dos nossos doentes (80%) desenvolveram complicações durante o internamento.

No entanto, todos os doentes tiveram uma evolução favorável.

8-1- Complicações :

8-1-1- Complicações associadas à SCE :

No nosso estudo, verificámos a ocorrência de pneumotórax em 1 caso, pneumotórax mediastino em 4 casos, atelectasia em 6 casos e hiponatremia em 3 casos.

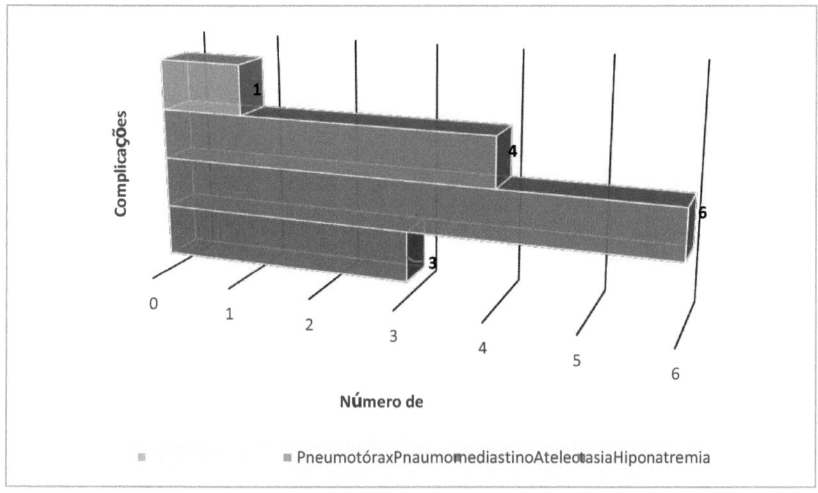

Figura 5: Distribuição das complicações associadas às exacerbações graves de asma nos nossos pacientes.

8-1-2- Complicações relacionadas com o tratamento :

No nosso estudo, a hiperglicemia ocorreu em 8 casos e a hipocaliemia em 2 casos.

em 2 casos. Não se registaram casos de infeção associada aos cuidados de saúde ou de hipertensão.

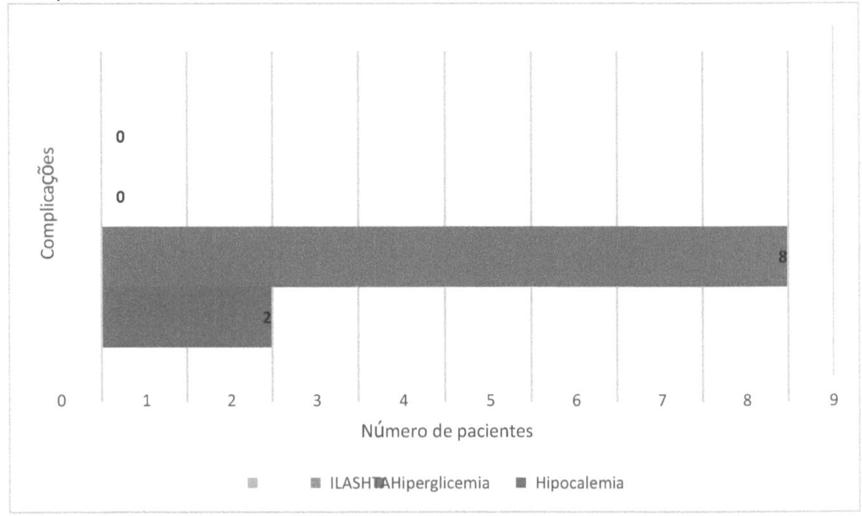

Figura 6: Diagrama de resumo das complicações observadas relacionadas com o tratamento.

8-2- Mortalidade :

Não foram registadas mortes.

Discussão

1. Principais resultados :

Os principais resultados obtidos no nosso estudo mostraram uma incidência hospitalar de AEE de 0,7 novos casos/100 hospitalizações no departamento de pediatria. A idade média dos nossos doentes foi de 47 meses ±3 (10-132 meses) e o rácio de género foi de 1. A comorbilidade foi encontrada em 73% dos casos. O pico de admissões ocorreu em abril (20%). Treze doentes (43%) tinham manifestações alérgicas associadas e nenhum tinha alergia alimentar. Dez doentes (33%) eram asmáticos conhecidos. Seis doentes (60%) tinham sido previamente hospitalizados devido a uma exacerbação da asma. O tempo médio de hospitalização foi de 13 ± 11 horas (1-48 horas). Foram administrados BDCAs inalados antes da hospitalização em 11 doentes (36%). Foram administrados corticosteróides orais a dez doentes (33%) numa dose de 1 mg/kg, prescrita em casa.

O exame clínico na admissão revelou uma frequência respiratória média de 52 ±10 ciclos/minuto (40-78), SpO2 média 91±2% (82-95) em ar ambiente. Sessenta por cento dos nossos doentes apresentavam sinais intensos de luta, 20% estavam na fase de exaustão e 20% apresentavam sinais moderados de luta. Dezassete crianças estavam cianóticas e cobertas de suor (56%). A auscultação pulmonar revelou silêncio auscultatório em 1 caso (3%). Foram observadas dificuldades de fala em catorze doentes (46%). Apenas um doente estava em estado de choque. A nível neurológico, 30% dos nossos doentes apresentavam perturbações da consciência. Relativamente à gasometria arterial, o pH médio foi de 7,3 (7,2-7,4) e a capnia média de 36 ±8 mm Hg (22-52).

A hiponatremia foi observada em três casos (10%). A hipocaliémia foi observada em 2 casos (6,6%).

A hiperleucocitose foi observada em 13 crianças (43%). Foi observada uma PCR superior a 50 mg/l em 5 doentes.

Foram registados problemas ventilatórios em 36% dos casos e, na radiografia de tórax, foi observada distensão pulmonar bilateral em todos os doentes.

Em termos terapêuticos, todos os nossos doentes receberam terbutalina nebulizada a cada 15 a 20 minutos durante a primeira hora. Foram administrados anticolinérgicos inalados por nebulização em 27 doentes (90%). De

Foram administrados corticosteróides intravenosos (metilprednisolona) a todos os nossos doentes. Foi administrado sulfato de magnésio a 21 crianças (70%).

A oxigenoterapia convencional foi necessária em 83% dos doentes. A oxigenoterapia de alto fluxo (HFO) foi utilizada em 5 doentes (16%). Nenhum dos nossos doentes foi entubado.

Dezassete doentes (56%) receberam tratamento antibiótico com base na suspeita clínica. A co-infeção bacteriana foi confirmada em apenas dois doentes. As complicações foram principalmente problemas ventilatórios, como atelectasias e hiperglicemia. Não foram registadas mortes.

I. Pontos fortes e limitações do trabalho :

1. Os pontos fortes do nosso estudo :

Tanto quanto sabemos, o nosso estudo é um dos primeiros a nível nacional a investigar a AEE numa enfermaria de pediatria geral. Os nossos resultados são largamente consistentes com a literatura.

2. Limitações do nosso trabalho :

A natureza retrospetiva do estudo não nos permitiu determinar os factores de risco para a ocorrência de AEE. Este facto reflecte-se no viés de informação que acompanha os estudos retrospectivos

A enfermaria de pediatria do Hospital Universitário de Bizerte não é uma unidade de cuidados intensivos e não dispõe de instalações de ventilação artificial nem de uma plataforma técnica para a recolha de amostras bacteriológicas protegidas.

II. Caraterísticas sócio-demográficas :

1- Incidência :

Na nossa série, a incidência foi de 0,7 novos casos de AEE/100 hospitalizações na ala pediátrica. Um estudo realizado em Espanha num hospital universitário, que atende 200.000 crianças com idades compreendidas entre os 0 e os 14 anos, registou uma incidência média mais elevada de 2 novos casos/ano/100 hospitalizações [7].

2- Idade :

Na nossa série, a maioria das crianças tinha mais de 3 anos de idade, representando 60% da amostra. De acordo com um estudo realizado em França, quase metade dos internamentos hospitalares foram em crianças com idades compreendidas entre os 3 e os 5 anos [8]. A pequena dimensão das vias aéreas, que explica o limiar mais baixo de dificuldade respiratória, e a frequência de infecções respiratórias virais podem explicar o risco acrescido de exacerbações em crianças asmáticas jovens [8].

3- Género :

Em vários estudos anteriores, registou-se uma predominância do sexo masculino [9-11]. Em contraste com os adultos, a incidência e prevalência da asma nas crianças é maior nos rapazes do que nas raparigas, com mais exacerbações e mais visitas aos serviços de urgência [8]. No entanto, o nosso estudo não revelou qualquer predominância de género.

4- Meses de hospitalização :

Nos países industrializados, tem-se observado um aumento de admissões de crianças em idade escolar na ESA na primeira quinzena de setembro. Pensa-se que este facto se deve a uma maior exposição a alergénios no início do ano letivo [12].

Alguns estudos referem que as alterações no clima global desempenham um papel na frequência dos ataques, principalmente através do aumento da humidade ambiente, o que aumenta o risco de exacerbação nos asmáticos [13]. No nosso estudo, verificou-se uma predominância de inverno, particularmente em novembro, dezembro e janeiro, com um pico observado em abril.

5- Comorbilidades e hospitalizações anteriores :

As crianças do nosso estudo apresentavam patologias associadas (73%), incluindo rinite alérgica (23%).

O estudo de Porcaro et al. salientou a importância do rastreio de comorbilidades no contexto da asma. De facto, esta conclusão sublinha que a presença de comorbilidades favorece a ocorrência frequente de exacerbações graves da asma, contribuindo para a asma não controlada [14].

6- Ambiente :

Atualmente, fala-se cada vez mais da influência do ambiente atmosférico nas exacerbações da asma nas crianças e da necessidade de uma melhor identificação dos factores agravantes para uma gestão optimizada. Em primeiro lugar, existe a influência da atmosfera e da poluição exterior [2]. Em Milão, Itália, por exemplo, o número de admissões hospitalares está intimamente ligado a elevadas concentrações de monóxido de carbono (CO) e dióxido de azoto ($NO2$) [15].

O tabagismo passivo deve ser sistematicamente investigado durante as exacerbações. asma e contribui para um mau controlo da asma nas crianças [2].

O ambiente da região de Bizerte é conhecido pela exposição à humidade e à poluição industrial. Na nossa série, a exposição à humidade foi o fator mais frequentemente identificado, seguido do tabagismo passivo.

7- Asma :

7-1- Atopia :

O principal vírus responsável pelas exacerbações é o rinovírus, que se pensa causar exacerbações mais graves em crianças atópicas [16]. De acordo com vários estudos, a presença de uma exacerbação asmática grave recente continua a ser um fator de risco para a recorrência nos seis meses seguintes a uma exacerbação grave em crianças asmáticas graves com idades compreendidas entre os seis e os 11 anos [17,18]. Na nossa série, 43% das crianças com alergia apresentaram uma exacerbação grave da asma, e nenhuma delas tinha alergia alimentar. Além disso, uma pequena percentagem dos nossos doentes (33%) já tinha sido diagnosticada com asma. A este respeito, alguns estudos sugerem que o tratamento da rinite alérgica com corticosteróides nasais melhora o controlo da asma em crianças e pode, portanto, reduzir o risco de exacerbação da asma [19].

7-2- História de asma e nível de controlo :

A não adesão à terapêutica modificadora da doença para a asma é um fator na ocorrência de exacerbações graves da asma [20]. Num estudo realizado em Marrocos, 12% das crianças tinham interrompido o seu tratamento de fundo nos 3 meses anteriores à exacerbação da asma [19]. Este facto é consistente com os nossos resultados, em que a maioria dos nossos doentes com asma conhecida não cumpria o tratamento ou tinha uma asma mal ou parcialmente controlada.

A presença de uma exacerbação recente de asma grave continua a ser um fator de risco de recorrência nos seis meses seguintes a uma exacerbação grave em crianças com asma grave com idades compreendidas entre os seis e os 11 anos [2].

Para além disso, vários estudos demonstraram que não existe relação entre a gravidade da doença de asma e a ocorrência de exacerbações que requerem hospitalização ou recurso ao serviço de urgência [21,22]. No estudo de Caroll et al, 55% das crianças admitidas nos cuidados intensivos por asma aguda grave tinham asma intermitente ou persistente ligeira [21]. No estudo de Khan et al., os ataques inaugurais (ausência de quaisquer sintomas de asma anteriores) foram estimados em 11%.

de visitas a serviços de urgência por asma [23]. No nosso estudo, 66% dos nossos os doentes não eram conhecidos por sofrerem de asma.

Entre as crianças com asma conhecida, mais de metade (57%) já tinha sido hospitalizada por uma exacerbação da asma, um terço das quais no ano anterior, e apenas 27% tinham um controlo ótimo da sua asma no mês anterior à hospitalização [8]. Na nossa série, 60% tinham sido previamente hospitalizados por uma exacerbação da asma.

8- Tratamento das exacerbações graves de asma em casa :

Um estudo australiano que comparou a gravidade da asma e a duração dos sintomas antes da consulta numa coorte de crianças e adultos concluiu que um atraso superior a 6 horas era um fator de risco para a hospitalização [24].

O tratamento precoce é também uma parte crucial do processo de gestão.

Na nossa série, 36% receberam BDCA inalado antes da admissão e 33% receberam corticosteróides orais, com um tempo médio de internamento de 13 ± 11 horas (1h-48h). Isto pode ser explicado pelo facto de os doentes terem sido admitidos nos serviços de urgência dos hospitais ou clínicas locais, que já proporcionam um tratamento precoce das exacerbações.

Num estudo realizado em Marrocos, 12% dos doentes tinham recebido apenas tratamento broncodilatador antes do internamento por exacerbação da asma e 28% tinham recebido tratamento broncodilatador mais terapêutica com corticosteróides orais [19].

Isto contrasta com o estudo de Deho et al. que registou valores mais elevados de 95% e 90%, respetivamente [10].

III. As caraterísticas clínicas da ESA :

1- Sinais respiratórios :

$_2$Certos critérios são mais específicos, nomeadamente a queda da SpO , a diminuição do murmúrio vesicular, o discurso arrastado e a ativação dos músculos respiratórios. Os sinais clínicos de hipercapnia também devem ser procurados, mas raramente estão presentes [2]. No nosso estudo, sessenta por cento dos nossos doentes apresentavam sinais intensos de luta, 20% estavam em fase de exaustão e 20% apresentavam sinais moderados de luta.

2- manifestações neurológicas :

As perturbações neurológicas como a agitação, a confusão e o coma são sinais de gravidade que requerem tratamento imediato [10]. Estas perturbações podem exigir a transferência imediata para os cuidados intensivos com ventilação artificial.

Trinta por cento dos nossos doentes apresentavam perturbações da consciência: agitação em 6 casos (20%) e confusão em 3 casos (10%) com uma pontuação de Glasgow entre 13 e 14/15.

IV. As caraterísticas para-clínicas da ESA :

A gasometria é um componente necessário de qualquer AEE. A capnia (PaCO2) e a pressão parcial de oxigénio (PaO2) são dois dos critérios utilizados para classificar a gravidade de uma exacerbação: um valor de PaCO2 >42mmHg ou um valor de PaO2 <60mmHg classifica o ataque como grave [25].

No nosso estudo, apenas um doente apresentava uma PaO2<60mmHg. A capnia média foi de 36±8mmHg (22-52) e o pH médio foi de 7,3 (7,2-7,4).

Os dados sobre o exame bacteriológico na AEE infantil são limitados na literatura. Nos Países Baixos, um estudo prospetivo comparativo concluiu que a presença de um ou mais vírus na RT-PCR não era um fator de risco para a SCE infantil [26].

A radiografia do tórax é um complemento essencial para o diagnóstico da asma. No entanto, nem sempre é essencial para o diagnóstico de AEE.

Vários estudos relatam que a radiografia de tórax é essencial para excluir diagnósticos diferenciais e para procurar distúrbios ventilatórios como pneumotórax, pneumomediastino e atelectasia [27,28].

Na nossa série, foram efectuadas radiografias do tórax em todos os nossos doentes. Foram encontrados distúrbios ventilatórios como atelectasia, pneumomediastino e pneumotórax em 36% dos casos.

v. Gestão terapêutica da ESA :

1- Tratamento broncodilatador :

O tratamento das exacerbações de asma no hospital está bem codificado. O salbutamol nebulizado, os corticosteróides e a oxigenoterapia a pedido são os pilares do tratamento no nosso meio [19]. Nos Países Baixos, um estudo prospetivo, multicêntrico e analítico relatou que todos os doentes admitidos numa enfermaria pediátrica geral receberam salbutamol nebulizado [29]; na nossa série, todos os doentes receberam terbutalina nebulizada numa dose de 0,15 mg/kg/nebulização, com nebulizações a cada 15 a 20 minutos. Os anticolinérgicos inalatórios foram utilizados em 27 pacientes (90%), de forma descontínua para todos os pacientes, com dose de 0,25mg/nebulização/8h.

Um estudo espanhol publicado em 2011 referiu que todos os doentes com exacerbações graves de asma receberam anticolinérgicos inalados de 2 em 2 horas [11].

O BDCA injetável pode ser utilizado por via subcutânea ou intravenosa no contexto dos cuidados intensivos [27]. Este é um tratamento de segunda linha a ser utilizado se não houver resposta ao tratamento inalado [30]. Nenhum dos nossos pacientes recebeu salbutamol por infusão intravenosa.

2- Corticosteróides :

Vários estudos relataram que a administração precoce de corticosteróides sistémicos na admissão reduz a duração do internamento hospitalar [29,31,32]. Todos os nossos doentes foram tratados com corticosteróides intravenosos.

3- Sulfato de magnésio :

O sulfato de magnésio foi administrado em 70% dos casos, com uma dose de 50 mg/kg durante um período de 20 minutos. Vários estudos não relatam qualquer benefício do sulfato de magnésio nebulizado nas exacerbações da asma em crianças, em comparação com o tratamento convencional, como nas séries de Turker et al. ou Colin Powell; isto é consistente com um estudo efectuado em Marrocos [33].

4- Assistência respiratória :

A maioria dos nossos doentes (83%) recebeu oxigenoterapia com cânula nasal ou máscara simples. A ventilação não invasiva, sob aforma de oxigenoterapia de alto fluxo (HFO), foi utilizada em 5 doentes (16%).

Um estudo de 2011 realizado por Mayordomo-colunga et al. concluiu que a ventilação não invasiva é um método ventilatório que deve ser adotado nas exacerbações graves de asma. No entanto, está indicada uma monitorização apertada para detetar falhas e complicações numa fase precoce [11].

5- Suporte hemodinâmico :

Quatro doentes necessitaram de suporte hemodinâmico, incluindo enchimento vascular. Dois destes doentes foram também tratados com fármacos vasoactivos.

O estudo de Deho et al. relatou distúrbios hemodinâmicos em 14 pacientes. A maioria necessitou de preenchimento sem o uso de drogas vasoativas [10].

6- Tratamento com antibióticos :

A taxa de sobreinfecção bacteriana é significativa na população pediátrica, e o isolamento do germe causador não é fácil nas infecções respiratórias, o que também foi observado no estudo prospetivo multicêntrico realizado nos Países Baixos, com resultados semelhantes [30]. A percentagem de doentes admitidos por AEE que receberam terapêutica antibiótica foi de 41% [29].

VI. Evolução e mortalidade da ESA :

1- Complicações :

Vários estudos relatam um tempo médio de internação que varia entre 1,8 e 3,8 dias [24,29,34]. A nossa média de permanência hospitalar foi próxima à relatada na literatura, de 3 ± 2 dias (0,4-11 dias). Em nosso estudo, observamos 6 casos de atelectasia, 4 casos de pneumomediastino e um caso de pneumotórax. O estudo de Deho et al. relatou um caso de pneumotórax [10].

Foi referido na literatura que foi desenvolvida uma escala visual de avaliação da dispneia, que é melhor do que a FeNO ou o FEV1 na previsão de recaídas, para crianças hospitalizadas por ataques de asma a partir dos seis anos de idade [35]. Os programas de apoio para crianças após uma exacerbação reduzem o risco de recaída e melhoram a qualidade de vida [2].

Os efeitos secundários do BDCA também podem ocorrer como complicações, como a hipocaliémia e a hiperglicemia [36]. No nosso estudo, as percentagens foram de 26% para hipocaliemia e 6% para hiperglicemia.

2- Mortalidade :

A mortalidade foi mais elevada nas séries efectuadas em unidades de cuidados intensivos, onde os doentes são mais graves. No nosso estudo não foram registadas mortes. No seu estudo retrospetivo multicêntrico realizado em unidades de cuidados intensivos holandesas e que incluiu 590 doentes, Boeschoten et al. registaram uma taxa de mortalidade de 0,6% [26].

Conclusões

Uma exacerbação grave da asma (SEA) caracteriza-se por uma deterioração significativa do estado de saúde habitual do doente, bem como por uma incapacidade de resposta a um tratamento médico bem administrado, que pode ser fatal e exigir tratamento imediato.

Por conseguinte, é vital identificar as crianças em risco de sofrer umaexacerbação grave da asma. O tratamento precoce destes casos é crucial para evitar o recurso à ventilação mecânica e melhorar o prognóstico global da doença.

Realizámos um estudo retrospetivo, longitudinal e descritivo no
no serviço de pediatria do Hospital Universitário de Bizerte.

Este estudo incluiu todas as crianças com menos de 15 anos hospitalizadas por exacerbações graves de asma durante um período de 1 ano e 6 meses (entre 1 de janeiro de 2022 e 30 de junho de 2023).

O objetivo do nosso estudo foi investigar as caraterísticas clínicas, para-clínicas, terapêuticas e progressivas dos doentes internados por AEE numa enfermaria geral de pediatria.

Os dados demográficos, clínicos, para-clínicos, terapêuticos e de desenvolvimento foram extraídos dos registos médicos.

Foram identificados 30 doentes, com uma incidência de 0,7 novos casos de AEE/100 hospitalizações na ala pediátrica. A idade média foi de 47±30 meses (10-132 meses), com um rácio de sexo de 1. A co-morbilidade foi registada em 73% dos casos. O pico de admissões ocorreu em abril (20%). Treze doentes (43%) tinham manifestações alérgicas associadas e nenhum apresentava alergia alimentar. Dez doentes (33%) eram asmáticos conhecidos em tratamento de fundo. Seis doentes (60%) tinham sido previamente hospitalizados devido a uma exacerbação da asma. A duração média do internamento hospitalar foi de aproximadamente 13±11 horas (1-48 horas). Antes da hospitalização, foram utilizados BDCAs inalados em 11 casos (36%). Dez doentes

(33%) receberam uma dose de corticosteroide oral de 1 mg/kg.

O exame clínico na admissão mostrou uma frequência respiratória média de 52±10 ciclos/minuto (40-78), uma SpO2 média de aproximadamente 91±2% (82-95) em ar ambiente. Sessenta por cento dos nossos doentes apresentavam sinais de luta intensa, 20% estavam na fase de exaustão e 20% tinham sinais de luta moderada. Dezassete crianças estavam cianóticas e cobertas de suor (56%).

A auscultação pulmonar revelou silêncio auscultatório em 1 caso (3%). Foram observadas dificuldades de fala em catorze doentes (46%). Quatro doentes entraram em choque. Em termos neurológicos, 30% dos nossos doentes apresentavam perturbações da consciência. Relativamente à gasometria arterial, o pH médio foi de 7,3 (7,2-7,4) e a capnia média de 36 ±8 mm Hg (22-52).

Biologicamente, foi observada hiponatremia em três casos (10%). A hipocaliémia foi observada em 2 casos (6%). A PCR superior a 50mg/l foi observada em 5 doentes. A radiografia de tórax mostrou distensão pulmonar bilateral em todos os doentes, associada a perturbações ventilatórias em 34% dos casos.

A superinfeção bacteriana foi confirmada por uma hemocultura positiva em dois casos. doentes. O germe era Streptococcus pneumoniae sensível à ampicilina.

Em termos de tratamento, todos os nossos doentes receberam nebulizações intermitentes de terbutalina. Foram administrados anticolinérgicos inalados por nebulização em 27 doentes (90%). Foram administrados corticosteróides por via intravenosa a todos os nossos doentes. O medicamento utilizado foi a metilprednisolona (Solumedrol). A taxa de prescrição de sulfato de magnésio foi de 50%. No nosso estudo, a oxigenoterapia convencional foi predominante (83%). A oxigenoterapia de alto fluxo (HFO) foi utilizada em 5 doentes (16%). Nenhum dos nossos doentes foi entubado.

As complicações foram principalmente problemas ventilatórios, como atelectasias, e níveis elevados de açúcar no sangue. A evolução foi favorável em todos os casos.

Os resultados encontrados no nosso estudo foram parcialmente consistentes com a literatura. De facto, vários estudos mostraram uma predominância do sexo masculino.

Alguns estudos encontraram uma idade superior a 3 anos. Várias séries encontraram sinais clínicos de alteração do estado respiratório com um estado hemodinâmico estável. A gasometria inicial foi utilizada como critério de classificação da gravidade das exacerbações graves de asma. No nosso estudo não foram registados óbitos.

À luz dos nossos resultados e com base em dados da literatura, podemos concluir que as crianças com idades compreendidas entre os 3 e os 6 anos são mais propensas a exacerbações graves de asma. As exacerbações da asma nas crianças, que ocorrem principalmente no inverno, são um verdadeiro fenómeno climático sazonal para os pediatras. Uma asma mal controlada ou não controlada, uma má adesão ao tratamento e um acompanhamento especializado inadequado da asma são factores de risco para as exacerbações graves da asma.

A gestão precoce por parte da família continua a ser uma boa forma de prevenir as exacerbações, graças ao diagnóstico e ao apoio pediátrico, com caraterísticas fisiológicas e de desenvolvimento específicas para cada faixa etária da criança. Vários estudos mostram que é difícil prever a ocorrência de uma exacerbação. No entanto, salientam a importância de assegurar o controlo da asma após uma exacerbação, o que significa que a criança deve ser sistematicamente reavaliada um mês após uma exacerbação [2].

O desenvolvimento de um protocolo nacional para a gestão da AEE e a utilização generalizada de óculos de oxigénio de alto fluxo nas enfermarias pediátricas gerais conduziram certamente a uma melhor gestão.

Um estudo multicêntrico que avaliasse a situação atual à escala nacional daria um contributo importante para o desenvolvimento de recomendações nacionais específicas para as crianças tunisinas.

Referências

1. Iniciativa Global para a Asma. Estratégia global para a gestão e prevenção da asma actualizada em 2017 [Online]. maio de 2017 [Acedido em 26 Dez 2023]. Disponível em URL: https://ginasthma.org/

2. Carsin A, Pham Thi N. Exacerbações asmáticas: especificidades pediátricas (em detrimento do tratamento). Rev Mal Respir. Dez 2011;28(10):1322-8.

3. Delmas MC, Fuhrman C. A asma em França: resumo dos dados

epidemiologia descritiva. Rev Mal Respir. Fev. 2010;27(2):151-9.

4. Bouayad Z, Afif H. Epidemiology of asthma and rhinitis in developing countries (Epidemiologia da asma e da rinite nos países em desenvolvimento).

Sul do Mediterrâneo. Rev Fr Allergol Immunol Clin. Jan 1998;38(7):154-9.

5. Hernández Garduño E. Mortalidade por asma em crianças mexicanas: rural e urbana

comparação e tendências, 1999-2016. Pediatr Pulmonol. 2020 Abr;55(4):874-81.

6. Zmantar I. Exacerbation sévère d'asthme en réanimation pédiatrique : aspects cliniques, thérapeutiques et évolutifs [dissertação: medicina]. Tunis: Université de Tunis El Manar; 2022.

7. Pilar J, Alapont MV, Lopez Fernandez YM, Lopez Macias O, Garcia Urabayen D, Amores Hernandez I. Terapia com cânula nasal de alto fluxo versus ventilação não invasiva em crianças com exacerbação aguda grave de asma: um estudo de coorte observacional. Med Intensiva. 2017 Oct;41(7):418-24.

8. Fuhrman C, Delacourt C, De Blic J, Dubus JC, Thumerelle C, Marguet C, et al. Caraterísticas dos internamentos por exacerbação da asma em pediatria. Arch Pediatr. abril de 2010;17(4):366-72.

9. Rampa S, Allareddy V, Asad R, Nalliah RP, Allareddy V, Rotta AT. Resultados da ventilação mecânica invasiva em crianças e adolescentes hospitalizados devido ao status asthmaticus nos Estados Unidos: um estudo de base populacional. J Asthma. 2015 May;52(4):423-30.

10. Deho A, Lutman D, Montgomery M, Petros A, Ramnarayan P. Emergency management of children with acute severe asthma requiring transfer to intensive care. Emerg Med J. 2010 Nov;27(11):834-7.

11. Mayordomo Colunga J, Medina A, Rey C, Concha A, Menéndez S, Arcos ML, et al.

Ventilação não invasiva no status asthmaticus pediátrico: um estudo observacional prospetivo. Pediatr Pulmonol. 2011 Oct;46(10):949-55.

12. Øymar K, Halvorsen T. Emergency presentation and management of acute severe asthma in children. Scand J Trauma Resusc Emerg Med. 2009 Sep;17:40.

13. Mireku N, Wang Y, Ager J, Reddy RC, Batista AP. Changes in weather and the effects on pediatric asthma exacerbations (Alterações climáticas e efeitos nas exacerbações da asma pediátrica). Ann Allergy Asthma Immunol. 2009 Sep;103(3):220-4.

14. Porcaro F, Ullmann N, Allegorico A, Di Marco A, Cutrera R. Asma difícil e grave em crianças. Crianças. 2020 Dez 10;7(12):286.

15. Giovannini M, Sala M, Riva E, Radaelli G. Hospital admissions for respiratory conditions in children and outdoor air pollution in southwest Milan, Italy (Admissões hospitalares por doenças respiratórias em crianças e poluição do ar exterior no sudoeste de Milão, Itália). Ata Paediatr. 2010 Aug;99(8):1180-5.

16. Olenec JP, Kim WK, Lee WM, Vang F, Pappas TE, Salazar LP, et al. Monitorização semanal de crianças com asma relativamente a infecções e doenças durante a época das constipações comuns. J Allergy Clin Immunol. 2010 May;125(5):1001-6.

17. Haselkorn T, Zeiger RS, Chipps BE, Mink DR, Szefler SJ, Simons FR, et al. Recent asthma exacerbations predict future exacerbations in children with severe or difficult-to-treat asthma. J Allergy Clin Immunol. 2009 Nov;124(5):921-7.

18. Hermosa JLR, Sánchez CB, Rubio MC, Mínguez MM, Walther JS. Factores associados ao controlo da asma grave. J Asthma. 2010 Mar;47(2):124-30.

19. Boubkraoui MM, Benbrahim F, Assermouh A, El Hafidi N, Benchekroun S, Mahraou
C. Perfil epidemiológico e gestão de exacerbações de asma em crianças no Hospital Infantil de Rabat, Marrocos. Pan Afr Med J. Mar 2015;20(1):73.

20. Rank MA, Hagan JB, Park MA, Podjasek JC, Samant SA, Volcheck GW, et al. The risk of asthma exacerbation after stopping low-dose inhaled corticosteroids: a systematic review and meta-analysis of randomized controlled trials. J Allergy Clin Immunol. 2013 Mar;131(3):724-9.

21. Carroll CL, Schramm CM, Zucker AR. Exacerbações graves em crianças com asma ligeira: caraterização de um fenótipo pediátrico. J Asthma. 2008 Aug;45(6):513-7.

22. Macias CG, Caviness AC, Sockrider M, Brooks E, Kronfol R, Bartholomew LK, et al. The effect of acute and chronic asthma severity on pediatric emergency department utilization. Pediatrics. 2006 Apr;117(4):86-95.
23. Khan MR, O'Meara M, Henry RL. Background severity of asthma in children discharge from the emergency department. J Paediatr Child Health. 2003 Aug;39(6):432-5.
24. Kelly A, Powell C, Kerr D. Os doentes com uma duração mais longa dos sintomas de asma aguda têm maior probabilidade de necessitar de internamento hospitalar. Emerg Med. 2002 Jun;14(2):142-5.
25. Tsou P, Cielo C, Xanthopoulos MS, Wang Y, Kuo P, Tapia IE. Impacto da apneia obstrutiva do sono na ventilação assistida em crianças com exacerbação da asma. Pediatr Pulmonol. 2021 May;56(5):1103-13.
26. Boeschoten SA, Buysse CP, Merkus PM, Van Wijngaarden JC, Heisterkamp SJ, De Jongste JC, et al. Crianças com asma aguda grave internadas em UCIP holandesas: uma paisagem em mudança. Pediatr Pulmonol. 2018 Jul;53(7):857-65.
27. Naiim Habib I, Houdouin V. A asma nas crianças e nos bebés. EMC - Pneumologia 2021;32(4):1-11 [Artigo 6-039-A-65]
28. De Blic J, Drummond D. Asma em crianças e jovens. EMC - Pediatria - Maladies infectieuses 2021;41(4):1-18 [Artigo 4-063-E-10]
29. Boeschoten SA, Boehmer AL, Merkus PJ, Van Rosmalen J, De Jongste JC, Fraaij PA, et al. Factores de risco para admissão em cuidados intensivos em crianças com asma aguda grave nos Países Baixos: um estudo prospetivo multicêntrico. ERJ Open Res. 2020 Aug;6(3):126.
30. Sociedade Torácica Britânica. Guia de referência rápida das diretrizes britânicas sobre a gestão da asma [Online]. Out. 2014 [Acedido em 26 Dez. 2023]. Disponível em URL:https://www.brit-thoracic.org.uk/document- library/guidelines/asthma/bts-sign-asthma-guideline-quick-reference-guide- 2014/
31. Bhogal SK, McGillivray D, Bourbeau J, Benedetti A, Bartlett S, Ducharme FM. A administração precoce de corticosteróides sistémicos reduz as taxas de admissão hospitalar em crianças com exacerbação moderada e grave da asma. Ann Emerg Med. 2012 Jul;60(1):84-91.
32. Kang CM, Wu ET, Wang CC, Lu F, Chiang BL, Yen TA. A ventilação com pressão

positiva das vias aéreas em dois níveis melhora eficientemente o desconforto respiratório nas primeiras horas de tratamento de crianças com exacerbação grave da asma. J Formos Med Assoc. 2020 Set; 119 (9): 1415-21.

33. Qach O. O valor do sulfato de magnésio nebulizado nas exacerbações de asma em crianças. Rev Fr Allergol. junho de 2020;60(4):362.

34. Malmström K, Kaila M, Korhonen K, Dunder T, Nermes M, Klaukka T, et al. Mechanical ventilation in children with severe asthma. Pediatr Pulmonol. 2001 Jun;31(6):405-11.

35. Khan FI, Reddy RC, Batista AP. A pediatric dyspnea scale for use in hospitalized patients with asthma. J Allergy Clin Immunol. 2009 Mar;123(3):660-4.

36. Pardue Jones B, Fleming GM, Otillio JK, Asokan I, Arnold DH. Exacerbações agudas da asma pediátrica: avaliação e gestão do departamento de emergência para a unidade de cuidados intensivos. J Asthma. 2016 Aug;53(6):607-17.

Apêndices

APÊNDICE: Avaliação do nível de tratamento efectuado anteriormente de acordo com o GINA 2021

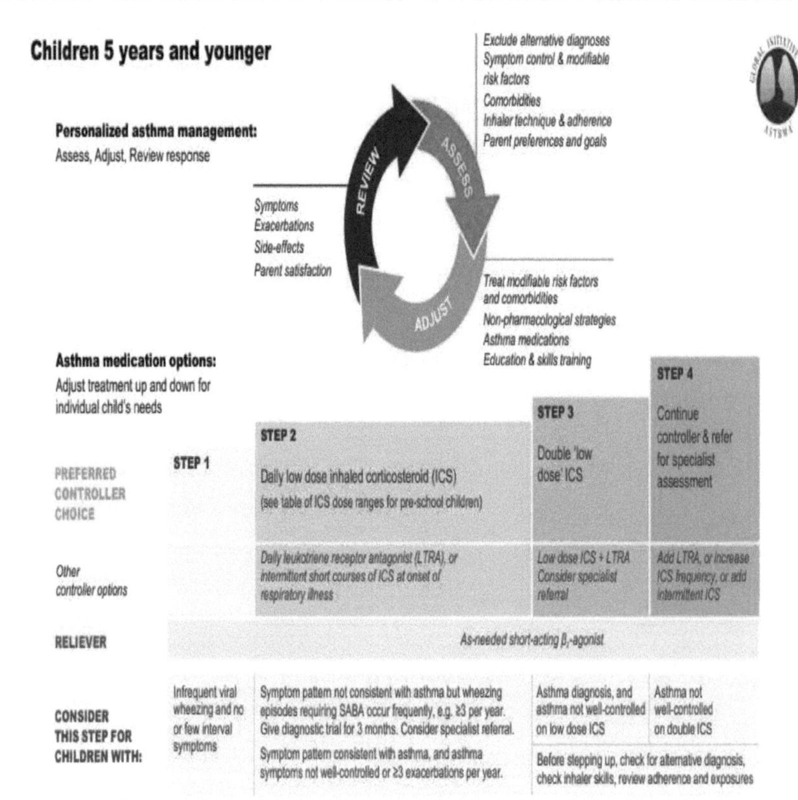

EXACERBAÇÃO GRAVE DA ASMA EM CONTEXTO PEDIÁTRICO

Resumo

Introdução: A exacerbação grave da asma (ESA) é uma alteração do estado habitual do doente, que também não responde a um tratamento médico bem conduzido, que pode pôr a vida em risco e requer tratamento urgente. O objetivo do nosso estudo foi estudar as caraterísticas clínicas, paraclínicas, terapêuticas e progressivas da AEE num serviço pediátrico.

Métodos: Trata-se de um estudo retrospetivo, longitudinal e descritivo, realizado no serviço de pediatria do hospital universitário de Bizerte, que incluiu crianças hospitalizadas por AEE, durante um período de 1 ano e 6 meses.

Resultados: Foram identificados 30 doentes. A idade média foi de 47 meses (10-132 meses) com 43% entre os 3 e os 6 anos de idade. Atopia foi encontrada em 43% (n=13). Seis doentes foram previamente internados por exacerbação da asma. O tempo médio de hospitalização foi de 13

±11horas (1-48 horas). Os critérios de gravidade clínica encontrados foram sinais de luta respiratória intensa em 60% dos casos, com silêncio auscultatório em 3% dos casos (n=1), perturbações da fala em 46% dos casos (n=14) e 30% dos doentes apresentavam perturbações da consciência. A frequência respiratória média foi de 52 ±10 ciclos/minuto (40-78), a SpO2 média foi de 91 ±2% (82-95) em ar ambiente. Na análise dos gases, o pH médio foi de 7,3 (7,2-7,4) e a capnia média foi de 36

±8 mm Hg (22-52). Biologicamente, foi observada hiponatremia em 10% dos casos (n=3). A hipocalemia foi observada em 6% dos casos (n=2).

Foram registados distúrbios ventilatórios em 36% dos casos (n=11). O tratamento terapêutico baseou-se em nebulizações de terbutalina, combinadas com anticolinérgicos em 90% dos doentes (n=27) com corticosteróides intravenosos. O sulfato de magnésio foi administrado em 70% das crianças (n=21). A oxigenoterapia convencional foi necessária em 83% dos casos, com recurso a oxigenoterapia de alto fluxo (OHD) em 5 doentes (16%).

Conclusões: Reforçar a educação terapêutica dos pais de crianças asmáticas representa um pilar da gestão preventiva destas exacerbações graves.

Palavras-chave: "Criança", "ataque de asma", "exacerbação da doença", "gestão".

EXACERBAÇÃO GRAVE DA ASMA EM PEDIATRIA

Resumo

Introdução: Uma exacerbação grave da asma (EAS) é uma alteração do estado de saúde habitual do doente que, para além disso, não responde a um tratamento médico bem gerido e pode ser fatal, exigindo tratamento urgente. O objetivo do nosso estudo foi investigar as caraterísticas clínicas, para-clínicas, terapêuticas e evolutivas dos AEEs numa enfermaria pediátrica.

Métodos: Trata-se de um estudo retrospetivo, longitudinal e descritivo realizado no serviço de pediatria do Hospital Universitário de Bizerte, que incluiu crianças hospitalizadas por AEE durante um período de 1 ano e 6 meses.

Resultados: Foram identificados 30 doentes. A idade média foi de 47 meses (10-132 meses), 43% dos quais com idades compreendidas entre os 3 e os 6 anos. Verificou-se a existência de atopia em 43% (n=13). Seis doentes tinham sido previamente hospitalizados por exacerbação da asma. O tempo médio de internamento foi de 13 ±11 horas (1-48 horas). Os critérios de gravidade clínica encontrados foram: sinais de luta respiratória intensa em 60% dos casos, com silêncio auscultatório em 3% dos casos (n=1), discurso arrastado em 46% dos casos (n=14) e 30% dos doentes com perturbação da consciência. A frequência respiratória média foi de 52 ±10 ciclos/minuto (40-78), a SpO2 média de 91

±2% (82-95) em ar ambiente. A gasometria revelou um pH médio de 7,3 (7,2-7,4) e uma capnia média de 36 ±8mmHg (22-52). Biologicamente, foi observada hiponatremia em 10% dos casos (n=3). A hipocaliémia foi observada em 6% dos casos (n=2). Foram registados distúrbios ventilatórios em 36% dos casos (n=11). O tratamento terapêutico baseou-se em terbutalina nebulizada, combinada com anticolinérgicos em 90% dos doentes (n=27) com corticosteróides intravenosos. O sulfato de magnésio foi administrado em 70% das crianças (n=21). A oxigenoterapia convencional foi necessária em 83,3% dos casos, tendo sido utilizada a oxigenoterapia de alto fluxo (HFO) em 5 doentes (16%).

Conclusões: Mais educação terapêutica para os pais das crianças

a asma é um fator chave na gestão preventiva destas exacerbações graves.

Palavras chave: "Criança", "crise de asma", "exacerbação da doença", "gestão".

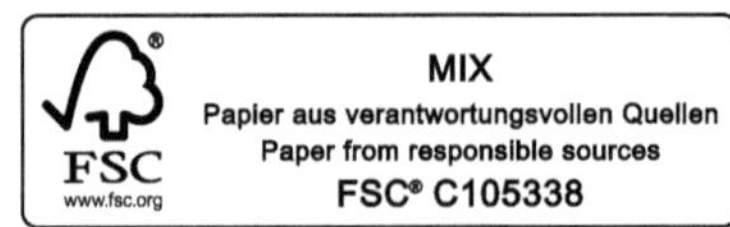

Printed by Books on Demand GmbH, Norderstedt / Germany